SENSUAL y SEDUCTOR: EL SEXO ES PARA LOS QUE TIENEN VALOR

Por: Paulette Tomasson

Dedicado a Angoro y Suzanne Kyra

"Cuando su sexualidad es saludable, impregna cada aspecto de su bienestar".

- Suzanne Kyra

Tabla de Contenidos

Introducción

Escribo este libro por varias razones: En primer lugar para encender en ustedes el deseo de abrazar el potencial de su sexualidad y en segundo lugar, para ofrecerles mis cuarenta años de experiencia como enfermera y consejera clínica en práctica privada. He visto de primera mano el dolor y sufrimiento que genera la desinformación y el mal uso de la sexualidad llevando a tantas vidas a la profunda destrucción. También he visto gente lidiar con las heridas y el dolor mientras buscan reconectarse con su alegría e inocencia sexual.

Creo que nuestra sexualidad es un aspecto maravilloso, de nuestra humanidad. Mi pasión es ver a la gente aceptar y deleitarse con ella de una forma saludable. Quiero que estén informados para que puedan enriquecerse con tu sexualidad y abrazar su vitalidad y alegría.

La sexualidad tiene muchos aspectos: es una de las zonas más vulnerables de quienes somos; puede ser estimulante y gratificante, así como dolorosa y desalentadora. Su relación con su sexualidad requiere sensibilidad, conciencia y cuidados. En la sociedad de hoy en día es muy fácil quedar atrapado en las expectativas de los medios que los pueden llevar a cuestionar sus creencias y conexiones. ¿Qué es saludable? ¿Soy un mojigato o soy demasiado sexual? ¿Soy normal? Es más importante hoy en día ser sensibles a nuestro propio ritmo y flujo, necesidades y deseos, que en el pasado.

La desinformación y el mal uso de la sexualidad abundan en nuestra cultura y es, a menudo, muy confuso. Por lo tanto, puede ser difícil encontrar sentido profundo y conexión en todo esto. Nuestra curiosidad, sin información veraz, puede llevarnos a zonas que pueden alegrarnos o perjudicarnos. ¿Cómo podemos confiar en nuestros instintos sin más información? ¿Cómo navegar a través de los múltiples laberintos para encontrar lo que se ajusta a nosotros?

Este no es un libro acerca de las técnicas de las relaciones sexuales o cómo encontrar una pareja, ya que hoy en día hay muchos libros maravillosos tanto en librerías como en internet. Este es un libro sobre lo que es la sexualidad en su esencia misma y en sus últimos niveles. Aquí vamos a explorar los emocionantes aspectos primarios del sexo, los seis tipos, así como el recorrido necesario para abrazar la verdadera alegría sensual y seductora de la misma.

Confío en que este libro les dará la información que necesitan para ayudarles a comenzar su viaje. Ánimo y los invito a sumergirse en esta exploración con curiosidad y valor. Puede ser una aventura maravillosa. Voy a describirles una maravillosa conexión con su sexualidad.

Paulette Tomasson
Enfermera Registrada
Consejera Clínico Registrada
Licenciatura en Ciencias en Enfermería
Maestría en Asesoramiento Psicológico
Terapeuta-Supervisor Certificado en Adicción al Sexo

Capítulo 1: Sexo. ¿Qué es el sexo?

Soy terapeuta. Crecí en una pequeña aldea rural en el centro de Canadá. La vida en las praderas fue cruda y notablemente real. La sexualidad del mundo natural era vibrante y la naturaleza te rodeaba en su forma más pura. Los machos se pavoneaban con la esperanza de atraer y ser elegidos por las hembras de su especie sin ningún sentido de vergüenza. Orgullosos de ser machos. La conquista era un arte sin ningún sentido de timidez o vergüenza. La hembra rechazaba a varios hasta encontrar al que ella consideraba digno de su atención. Se jugaban muchos juegos, manipulación, peleas hasta que el apareamiento parecía tan simple y biológico. Absoluta honestidad innata. Tan refrescante y sin duda no el método que se promueve en la actualidad. En su lugar la información abunda con instrucciones sobre cómo engañar y atrapar. ¡Qué triste es que el amor y el sexo hayan sido denigrados a este nivel! ¡Qué triste es que la belleza del noviazgo se haya perdido!

El diccionario define el sexo de dos formas:

Como sustantivo: 'actividad sexual, incluyendo específicamente las relaciones sexuales.'
Como verbo: 'intentar despertar la sexualidad.'

Soy firme creyente de que el sexo es mucho más que cualquier síntesis de dos definiciones. En mi opinión el sexo es la esencia subyacente de lo que son. La sexualidad se refleja en su pasión: la pasión por lo que aman, la pasión por lo que hacen y la pasión por lo que son. Ya saben lo que se siente estar en presencia de alguien que ama lo que es y que está muy entusiasmado con lo que hace. Está vivo, participa y hace que se sientan más vivos y entusiasmados tan sólo por estar con él. Es contagioso. Enciende la vitalidad en ustedes, les hace sentir más despiertos y conscientes. Esta es la sexualidad en su mejor momento: es vitalidad apasionada y totalmente desvergonzada.

¿Están conectados con su pasión? ¿Cómo se expresan? ¿Son conscientes de que es su pasión lo que expresan? A veces estamos expresando nuestra pasión y no somos totalmente conscientes de lo que estamos haciendo. Entonces alguien menciona como ven que nos iluminamos al hablar, o como les gusta estar con nosotros cuando estamos inmersos en esa actividad en particular y nos quedamos en shock. ¿Están emocionado de su vida? ¿Son apasionado de lo que son y lo que hacen? ¿Se preguntan por qué?

Cuando estamos conectados con nuestra sexualidad, en la verdadera esencia de nosotros mismos, abrazamos nuestros cuerpos, nuestras mentes y nuestras almas. Nos gusta ser hombre o mujer: expresamos nuestra alegría en la forma de vestir, en la forma de caminar y en la forma en que interactuamos con los demás. Somos seres vivos. Tratamos a nuestros cuerpos con respeto y honor, nos alimentamos con comida saludable, hacemos suficiente ejercicio y nos aseguramos de tener suficiente sueño y descanso. Somos consciente de la importancia del amor, la sensualidad y la sexualidad.

Llenamos nuestra mente con buena información intelectual y pensamientos y experiencias placenteras. Nos reímos y jugamos. Nutrimos nuestro espíritu y nos conectamos con el misterio de la vida. Todo esto alimenta nuestra sexualidad, nuestra sensualidad y nuestro sentido de ser un ser humano en nuestros cuerpos. Esta es una vida sexual apasionada.

Capítulo 2: Específicos de Género

Nuestro género es la esencia de nuestra sexualidad encarnada. Es la expresión pura de nuestra masculinidad o feminidad. La historia tiene muchas limitaciones impuestas a la expresión de la masculinidad y la feminidad. Hay líneas muy distintivas respecto a lo que se permite hacer a cada género y cómo deben comportarse. ¿Pueden los niños pequeños jugar con muñecas, aparte de sus muñecos GI Joe, y no ser ridiculizados? ¿Pueden las niñas jugar con camiones? Algunas personas se sienten atraídas por el mismo sexo. Otros pueden sentirse atrapados en el cuerpo equivocado. Sienten que no nacieron en el cuerpo correcto y se embarcan en un largo viaje para lograr que sus cuerpos reflejen su espíritu interior y verdadero género. Algunos se sienten avergonzados de su género y el estereotipo que está conectado al mismo. Muchos han sufrido de abuso. Algunos odian sus cuerpos, mientras que otros están obsesionados con la creencia de que son especímenes perfectos. Ninguno de nosotros puede ser clasificado como imperfecto o perfecto.

Hay tantas historias diferentes, tantas creencias diferentes e ideas acerca de lo que es normal y saludable. Y es importante recordar que normal no necesariamente significa saludable, de hecho sólo significa que la mayoría de nosotros estamos en esa parte de campana de Gauss. Por ejemplo, la presión normal de la sangre es mayor hoy en día que en el pasado, posiblemente debido a la sal añadida en nuestra comida. Hay muchas teorías en cuanto a por qué. Pero el punto es que la presión arterial normal, ya no es realmente saludable. La expresión pura de lo que somos es la combinación de nuestra mente, cuerpo y espíritu. Como hombres, cuando piensan en sí mismos y su sexualidad ¿qué sienten?

- ¿Cuándo se sienten orgullosos de su masculinidad?
- ¿Cuándo no?
- ¿Cuándo muestran su masculinidad con verdadera confianza?
- ¿Cómo muestran su masculinidad sin el ego inflado o agresión?
- ¿Cómo compiten con honor ustedes y sus oponentes?
- ¿Cómo no?
- ¿Cómo muestran su interés en la persona de su elección con intención pura y limpia?
- ¿Cómo no?

- ¿Cómo aceptan con dignidad su aceptación o rechazo?
- ¿Cómo no?
- ¿Cuáles son sus valores en torno a la sexualidad? (Lista de ellos).
- ¿Cómo son tiernos, sensibles y humildes, y a la vez fuertes y poderosos?
- ¿Cómo no?
- ¿Cómo valoran lo femenino y lo honran con igualdad?
- ¿Cómo no?

Todos estos son atributos esenciales de la sexualidad masculina sana. Un varón fuerte y sano se enorgullece de ser un hombre y honra a sus sentimientos. Él conoce todos sus activos y por lo tanto es plenamente consciente de sus responsabilidades. Él está a cargo de su testosterona y eso no lo hace menos. De este modo, es seguro para una mujer o un hombre estar con él en una relación. Lamentablemente, esto no siempre es lo que nuestra sociedad valora como modelo. A veces es lo contrario y la sexualidad se convierte en un juego de poder político con el poder como principal objetivo. Y el poder es sobre cualquier cosa, incluso sobre lo femenino.

La mujer tiene una experiencia diferente en el mundo con respecto a su sexualidad. Ella tiene una expresión complicada y su sentido de orgullo es diferente del masculino. La sexualidad femenina no es tan expresada en la fuerza física como lo es en la sensualidad física. Es esta misma sensualidad la que ocasiona miedo a no ser valorada por el hombre. Durante siglos, las mujeres han sido veneradas y castigadas por su intuición y cognitividad. Su sensualidad ha sido considerada, a veces, como seductora y malvada, y algo de eso es evidente aún hoy en día.

- Como mujeres, ¿pueden ser tiernas, fuertes y confiadas de ser imperfecta?
- ¿Cómo honran a su feminidad?
- ¿Cómo no?
- ¿Cómo respetan su intuición, sentimientos y sensibilidad?
- ¿Cómo no?
- ¿Cómo utilizan su feminidad para defenderse?
- ¿Cómo no?
- ¿Cómo confían en su cognitividad?
- ¿Cómo no?
- ¿Cómo pueden quedar atrapadas en la duda de si mismas?
- ¿Cómo no?
- ¿Cómo tratan con respeto y contienen la verdad?
- ¿Cómo no?
- ¿Cómo honran a otras mujeres?
- ¿Cómo no?
- ¿Cómo compiten saludablemente con otras mujeres?
- ¿Cómo no?

- ¿Cómo honran a su cuerpo y lo tratan como su templo?
- ¿Cómo no?
- ¿Cuándo critican a su cuerpo y se centran en sus imperfecciones?
- ¿Cuándo no?
- ¿Cuándo utilizan su cuerpo o permiten que sea utilizado de manera deshonrosa?
- ¿Cuándo no?
- ¿Cuándo se sobrealimentan o se matan de hambre o trabajan de más?
- ¿Cuándo son dueñas de su propio poder sexual y lo expresan con dignidad?
- ¿Cuándo no?
- ¿Cuándo utilizan su cuerpo y sexualidad para seducir y salirse con la suya?
- ¿Cuándo no?
- ¿Cómo respetan los ciclos de su cuerpo y abrazan el significado más profundo de ellos con un sentido de asombro y maravilla?
- ¿Cómo no?
- ¿Pueden captar la increíble esencia de lo femenino y de su poder de creación, la profunda espiritualidad de lo femenino?
- ¿Cómo valoran la riqueza de sus dones de sensación, intuición, creatividad, cognitividad, inteligencia, conexión, fuerza, potencia, valentía, cuidado, ternura, amor, alegría y mucho más?
- ¿Cómo se educa sobre lo femenino?

- ¿Pueden abrazar todo esto y no quedar atrapadas en la degradación de lo femenino que ha estado sucediendo a lo largo de los siglos?

La sociedad aún lucha con la aceptación de mujeres poderosas. Muchas culturas mantienen a sus mujeres envueltas y escondidas.

- ¿Cómo les afecta esto?
- ¿Pueden sostener su poder mientras el hombre se acerca con intención de cortejarlas o no se dan cuenta?
- ¿Cuándo se dejan confundir y reducir o vencer?
- ¿Cuándo podrían dejar ir su poder y colapsar en la creencia de que necesitan aceptar la atención de un hombre y que de alguna manera son privilegiadas de tenerla?

El instinto natural de la mujer es avanzar hacia un hombre. Ellas tienen que ser conscientes de ello y estar a cargo de su ser para no tener ese instinto en automático. Ellas tienen que usar su intuición y sentido común para asegurarse de que el hombre es digno de estar con ellas. Muchas relaciones han comenzado sin este instinto - sin elección consciente y la pareja se queda pensando en que pasó. ¿Cuándo empezó a salir todo mal? Cuando se utiliza la elección consciente la relación tiene mayores posibilidades de durar y florecer.

La conciencia de nuestro género junto con nuestros activos y pasivos es parte del gran viaje de la vida. La mayoría de las luchas se deben a la falta de plena comprensión de nuestro camino sexual.

En la sociedad occidental hay pocos o casi ningún rito de paso para los hombres o las mujeres para honrar a la verdadera esencia de los géneros. Debido a esto, no tenemos rituales de anclaje que vinculen una conexión profunda con el núcleo de nuestra masculinidad o feminidad. Esto nos lleva a la deriva en nuestro intento de encontrar nuestro camino. Nos perdemos en los medios de comunicación y la explotación de nuestras sensibilidades y adoptamos creencias y acciones dañinas a nuestra verdadera expresión sexual. Sólo cuando nos abrazamos y honramos nuestra masculinidad o feminidad vamos a experimentar la pasión verdadera y clara y la alegría de nuestra sexualidad.

Capítulo 3: Los 6 Tipos de Sexo

Les presento seis tipos de sexo (¡siempre es interesante cuando les digo esto a los clientes!). Sus oídos están alerta y sé que sin duda tengo su atención. Así que ¿están listos? Aquí están cada uno con su explicación.

1 sexo Pro-Creacional

Esta es la relación sexual con el propósito específico de impregnación. Muy a menudo asociamos este tipo con parejas que ejecutan su deseo de tener un bebé, formar una familia o aumentar el tamaño de la familia. Sin embargo, ese no es siempre el caso. A lo largo de la historia, este tipo de sexo no siempre ha sido tan amoroso y puro en su intención. Se ha utilizado para adquirir al heredero de la granja de la familia o el trono. Ejércitos merodeadores violaban a las mujeres de sus tierras conquistadas para difundir su ADN y reducir posible resistencia en el futuro. Este tipo de sexo es para la continuidad de la raza humana. Es esencial para la humanidad y a veces es mágico y a veces no es agradable en lo absoluto.

2 Sexo Recreativo

Ahora bien, este tipo de sexo es para la diversión. Es considerado juguetón y ha sido descrito como cuerpos sobre cuerpos pasando un buen rato. Este tipo de relación sexual requiere un espíritu lúdico. Está lleno de risas y juegos, y aquí es donde reinan nuestra inocencia infantil y la imaginación. Es donde la fantasía cobra vida, la criada francesa, el vaquero, etc. Con dos personas dedicadas a la diversión puede ser pura alegría. Para que esto funcione ambos deben sentirse completamente seguros, confiados y abiertos.

Sin embargo, puede llegar a ser complicado cuando el compromiso se convierte en un problema. Es importante tener en cuenta que la mayoría de las mujeres no pueden participar en el sexo recreativo durante cualquier periodo de tiempo sin un compromiso. Su experiencia de sexo es diferente que la del hombre y con el fin de sentirse seguras necesitan saber que la relación se está moviendo hacia algo más.

Este tipo de sexo es más accesible en el comienzo de la relación debido al flujo de hormonas. Al principio de una relación los niveles de serotonina bajan y nuestros andrógenos aumentan y así: somos más excitables y menos inhibidos.

3 Sexo Relacional

Esto es comúnmente conocido como hacer el amor y aquí reina la intimidad, pasión profunda y el amor. Aquí es donde uno demuestra profundo cuidado, vulnerabilidad y la voluntad de ser apreciado por otro. Se trata de hacer el amor con una conexión profunda y es la razón por la que se escriben canciones y novelas. Este es el amor personificado y la pasión sexual no se desvanece cuando se practica el sexo relacional. En este tipo de sexo, la pasión aumenta. Es pura y honesta. Los sentimientos se sobre expresan y la pareja es amada.

4 Sexo Espiritual

El sexo espiritual es comúnmente llamado Tantra. El sexo tántrico es profundo y devocional. Se experimenta y practica con el fin de conectarse con la esencia de su espiritualidad. Es un ritual de meditación para mejorar nuestra conexión con el yo, la pareja y la propia esencia espiritual. Este tipo de relaciones sexuales son una práctica antigua con base filosófica y requiere la enseñanza de un maestro tántrico. Para practicar el Tantra, se necesita disciplina y compromiso puesto que es un proceso profundo que no todo el mundo está dispuesto a explorar. Los que sí, lo describen como una experiencia cercana al éxtasis.

5 Sexo Energético

Es esa carga eléctrica que viaja a través de su cuerpo con ciertas personas. Es lo que se llama la química pero ¿qué es la química? ¡Qué bueno que se lo preguntan! Bueno, la química es la liberación de ciertos neuroquímicos y hormonas sexuales (andrógenos) cuando vemos a una persona específica que se ajusta por completo al estereotipo de lo que nos causa excitación. Esto es diferente de la atracción general que podemos sentir por muchas personas diferentes. Podemos sentir atracción por ciertos tipos de cuerpo, color de cabello, etc., pero la química es diferente. Esta conexión especial envía los químicos a través de nuestro cerebro y nos hace casi obsesivos.

Este tipo de sexo es caliente y lujurioso. Es una conexión eléctrica que viaja por todo y a través de todas las barreras y la gente puede sentir a su pareja en lados opuestos de la tierra. Ellos saben cuando están en problemas y pueden detectar cuando han salido de este campo energético. Esto es más que la intuición, es similar a lo que Rupert Sheldrake denomina la "resonancia mórfica". Hay un tirón enérgico que puede, a veces, ser emocionante, hermoso y puede llevar a la gente a sentirse loca. La conexión sexual con este tipo de sexo puede ser intoxicante y puede llegar a ser casi adictiva. Y en otras ocasiones, puede ser muy doloroso, dependiendo de las circunstancias. Sin embargo, no tiene que ser. Si la persona está conectada y consciente, pueden encarnar esta química maravillosamente poderosa y hacer que se conecte a su pasión. Puede ayudar a energizar sus vidas de una manera muy poderosa.

¿Pueden mantenerse centrados en esta reacción química y no perder los estribos? ¿Pueden canalizar esta energía en su pasión por la vida? ¿Pueden tomar control de ella en lugar de que ella tome control de ustedes? Todo el mundo ha experimentado esto en un momento u otro de su vida. Algunos han sido capaces de utilizar sabiamente y desarrollar una relación duradera llena de pasión, mientras que otros han sucumbido a perder su poder y caer en el lado adictivo y doloroso de esta hermosa experiencia.

6 Sexo Compulsivo

Este es el tipo de sexo conocido como el destructor. Destruye las relaciones, las familias y los individuos por valor. Este sexo se basa exclusivamente en la necesidad egocéntrica: la necesidad de un cierto comportamiento, una cierta frecuencia, una cierta mirada, un sonido, un movimiento, o una situación determinada con el fin de excitarse. Se requiere una falta de conexión con el socio excepto como una herramienta para satisfacer la necesidad. Este sexo se basa en la necesidad de tener poder y se alimenta generalmente por el miedo y la vergüenza. La escena se debe volver a establecerse de un modo específico para aumentar la excitación y el orgasmo. No hay potenciador de conexión con la pareja para otra cosa que no sea la propia satisfacción. Los rituales y las fantasías están basados en el poder y el miedo. Los involucrados pueden degradarse y avergonzarse. La conexión humana es mínima, si es que la hay. Este tipo de sexo es lujurioso e intenso y se basa en la desconexión. Es perjudicial para ambos participantes. No hay alegría.

Los primeros cinco tipos de relaciones sexuales pueden ser experimentados en una relación sana, que puede traer alegría, pasión y conexión. Sin embargo, si se agrega el sexto estarán cortejando a la destrucción. En última instancia, esto conducirá a la desconexión, el descontento y la disolución del yo y la relación.

Capítulo 4: Votos y Maldiciones

Entonces, ¿qué son los votos y maldiciones y qué tienen que ver con nuestra sexualidad? La mayoría de nosotros entendemos votos como las promesas que hacemos a otra persona y las más conocidas son los votos que las parejas hacen frente a sus seres queridos en las bodas. Los votos son de gran alcance y se espera que duren para siempre. Sin embargo también nos hacemos votos a nosotros mismos, esos son los que tenemos que explorar con respecto a nuestra sexualidad. ¿Cuántas veces hemos limitado nuestras vidas: a causa de una promesa que hicimos hace muchos años, cuando estábamos lastimados?

Los votos y maldiciones tienen influencias muy poderosas sobre cómo nos vemos y cómo conducimos nuestras vidas. Los votos nos comprometen a seguir adelante para siempre y a veces ni siquiera recordamos que voto o cuándo, o por qué lo hicimos. La mayoría de los votos que afectan nuestra sexualidad se hacen bajo la influencia de emociones muy intensas. Las principales son dolor, ira, vergüenza y miedo. Estas no son las emociones de la claridad y el pensamiento racional y en su lugar son las emociones de reacción e impulso. Es esencial, cuando descubramos nuestras creencias con respecto a nuestra sexualidad, tomar un buen vistazo a antiguos votos que pudieran estarnos restringiendo.

¿Hay alguna creencia anticuada o voto que nos restringe de la libertad sexual? ¿Alguien nos lastimó o nos hizo sentir vergüenza, y en ese momento intenso, nos comprometimos a nunca ser vulnerable de nuevo? ¿Nos comprometimos a vengarnos sin importar las consecuencias? ¿Creímos que era nuestra culpa y empezamos a apagar nuestra pasión? Estos votos pueden conducir a un comportamiento que demerita nuestra libertad sexual.

Las maldiciones por otra parte son encantamientos verbales depositados en nosotros por otros. ¿Recuerdan a las malvadas brujas de los cuentos de hadas? Colocaron maldiciones a la gente que querían quitarle poder. En nuestro mundo moderno, no disponemos de brujas que hagan eso por nosotros, sin embargo usamos nuestras propias palabras para tratar de hacer lo mismo. Decimos cosas desagradables a las personas directa o indirectamente a través de los demás y cuando hacemos eso estamos tratando de quitarles poder. Si la persona cree lo que decimos, aunque sea un poco, las palabras se quedan con ella. Al igual que las maldiciones de antes, la persona se vuelve impotente. ¿Cuántas veces hemos limitado nuestras vidas: a causa de una promesa que hicimos hace muchos años, cuando estábamos lastimados?

Las maldiciones son las palabras dichas a ustedes en un intento de debilitarlos con respecto a su sexualidad. Si las palabras son impactantes y hay incluso una muy pequeña parte de ustedes qué puede creerlas, entonces se quedará con ustedes. Se pegará a ustedes como un velo negro sobre su sexualidad y su sentido de sí mismos. El peligro es cuando abrazamos la maldición y la voz pasa a formar parte de nosotros. Estas palabras son realmente abuso sexual verbal. Recuerden que la intención de la persona es restarles poder y posiblemente avergonzarlos. ¿Qué les dice esto acerca de ellos? ¿Qué tan seguro es de sí mismo una persona que hace eso? ¿Qué tan inseguro es de su propia sexualidad? Piensen en ello mientras reflexionan sobre estas preguntas.

Entonces, ¿cómo pueden usted descubrir los votos y maldiciones? y ¿Es posible librarse de ambos? Pues sí, es absolutamente posible eliminar la influencia de ambos. La conciencia es el principio y la parte más básica y por lo que necesitan hacerse a sí mismos las siguientes preguntas.

- ¿Cuál es la base de mi conocimiento sexual?
- ¿Qué tan firme es esta base?
- ¿Hay alguna parte de mi conexión con mi sexualidad que se siente restringida?
- ¿Cuánto tiempo he sentido esto?
- ¿Qué estaba ocurriendo cuando sentí esto por primera vez?
- ¿Reaccioné e hice un voto en ese momento?
- Si lo hiciera, ¿cómo veo la situación ahora?
- ¿Todavía necesito sentir esa restricción?
- ¿Para qué me sirve conservarlo?
- ¿Lo he hecho por mucho tiempo?
- ¿Puedo perdonar a la versión más joven y vulnerable de mí por imponer ese voto en mí?

El proceso de librarse de la maldición que alguien ha colocado en ustedes es muy similar.

- ¿Hay algo que otros han dicho que me impide experimentar el gozo de mi esencia?
- ¿Qué dijeron?
- ¿Había una parte de mí que creyó era verdad?
- ¿Todavía lo creo?

Si lo creen entonces es posible que deseen obtener un poco de ayuda para algún trabajo más profundo a su alrededor. Si no, ¿estoy listo para dejarlo ir y sacudirme esas palabras y reconocer mi propia verdad y belleza? Y una vez más, ¿puede mi yo más viejo y sabio de hoy perdonar

al más joven de ayer por asumir la maldición?
Espero que sí.

Los votos y maldiciones son poderosos y pueden
influir en nuestra sexualidad. Restringen y limitan
nuestra capacidad para experimentar la alegría de
ser un ser sexual.

Capítulo 5: Auto-revelación vs Sobreexposición

Con la explosión de las redes sociales, la capacidad de comunicarse y compartir imágenes nunca ha sido tan fácil. Fotos y videos abundan; la capacidad para tomar, hacer clic y enviarlos al instante tiene un poderoso impacto en muchos de nosotros. Hoy en día, no son sólo las celebridades están teniendo sus vidas expuestas al mundo sin permiso. Ahora todos estamos sujetos a esa posibilidad. Nuestro anonimato se ha perdido y la privacidad es realmente una cosa del pasado.

Podemos tener una falsa sensación de seguridad que nos anima a exponernos más y más diariamente. Facebook, Twitter, Instagram y otros confían en nosotros para proveerles de fotos e información con el fin de dirigir sus empresas. Estas compañías no son malas, somos nosotros los que tenemos que ser conscientes y sensibles de la información que estamos poniendo a disposición del mundo. Muchos de nosotros no somos conscientes de los límites o lo que esto significa.

A continuación, otro tema es los mensajes de texto y el sexting. Podemos pensar que es privado, pero un resbalón del pulgar y se envía a otra persona o a todo el mundo. Ups - y ahora no se puede deshacer. No hay botón de cancelar.

- ¿Qué información personal se sienten cómodos compartiendo?
- ¿Están seguros de que quieren que esa imagen navegue por la web?
- Hoy podrían pensar que es divertido o lindo, pero ¿y mañana?
- ¿Les gustaría que sus padres o hijos lo vean?

A veces, en nuestro deseo de pertenecer, de ser parte de, nos exponemos más de lo necesario y sin duda más de lo que realmente queremos. Algunas preguntas que deben hacerse en lo que respecta a esto son:

- ¿Estoy realmente cómodo con que alguien o todo el mundo sepa esto sobre mí?
- ¿Realmente quiero compartir mi sexualidad de esta forma?

Si tienen la más mínima duda, no lo hagan. Mejor tómense un tiempo para decidir eso, no sean impulsivos. La decisión de no seguir adelante hoy puede darles un profundo suspiro de alivio mañana.

Compartir nuestra vida es un asunto muy personal y privado. Si compartimos más de lo queremos o de lo que estamos listos para compartir, nos hará sentir vergüenza. Si ustedes se sienten avergonzados de haberse sobreexpuesto. Si alguien más comparte cosas sobre ustedes qué ustedes no desean que sean de dominio público, se sentirán sobreexpuestos y traicionados. Su vulnerabilidad es un regalo qué compartir con los que quieren respetarlos y mantenerlos seguros. Muchos jóvenes de hoy están expuestos excesivamente y creen que así es cómo son las cosas. No se sienten seguros. Encuentro eso muy deprimente. Esta sobreexposición ha causado mucho dolor para algunos y ha dado lugar a graves consecuencias para otros. Este es el lado oscuro de las redes sociales.

Cuando estemos dispuestos a compartir partes de nosotros mismos, nos sentiremos abiertos y querremos compartirlo. ¿Cómo van a saber que compartir? Puede ser confuso consultarlo con ustedes mismos. ¿Se sienten seguros? ¿Quieren compartir esto? Si es así, entonces no sentiremos vergüenza. Nos sentiremos conectados y con los recursos necesarios. No nos sentiremos menospreciados ni lo lamentaremos. Esa es la auto-revelación, es una elección y es una decisión bien fundamentada.

Muchos de nosotros necesitamos ayuda en el desarrollo de nuestros límites. En la cultura actual, puede resultar confuso ya que parece qué todo el mundo lo está haciendo y que cuestionan nuestras reservas. Consúltenlo con sigo mismos y si la respuesta no parece ser clara, pidan consejo a una persona de confianza más sabia. Cuiden de sí mismos y sólo compartan lo que sientan que están listos, abiertos y dispuestos a compartir. Ustedes deciden lo que quieren que la gente sepa acerca de ustedes, nadie más tiene derecho a contar su historia, que es suya y sólo suya.

Sálvense a sí mismos de la vergüenza y el arrepentimiento. Guarden su vulnerabilidad para las personas que los aman y valoran. Es un regalo que ustedes están dando cuando comparten. ¡Cuidado!

Capítulo 6: Gracia, Valor y Curiosidad. La Aventura Comienza

Entonces, ¿cómo hemos llegado a esta alegre, abierta, sensual y seductora sexualidad? ¿Cómo conectamos a nuestro verdadero espíritu y sexualidad? ¿De verdad quieren saber? ¿Tienen dudas incluso de si es posible?

Por supuesto que sí, después de todo muchos de nosotros lo hacemos en cierta medida. El proceso comienza con llegar a lo más profundo, para conectarnos con la valentía, ya que es allí donde encontrarán la respuesta. Si es sí, entonces es muy posible.

Este viaje es uno de descubrimientos y reclamos. Permítanse ser curiosos, permítanse divagar. Lo que van a descubrir son las verdaderas joyas de quiénes son ustedes - su singularidad y su pasión. Hay muchas cosas sobre sí mismos y sus creencias que serán reveladas. ¿Se preguntan qué serán? Muchos de nosotros tenemos miedo de lo que vamos a encontrar, miedo de que algunas de las creencias que hemos albergado podrían ser ciertas. Estos son temores muy comunes y suelen ser falsos. En mi práctica, la cosa más común que la gente descubre debajo de todo el miedo y el dolor es la inocencia y la alegría. Es el miedo lo que nos mantiene como rehenes y nos impide reclamar nuestra pasión. Cualesquiera que sean las creencias descubiertas, deben quedarse con lo que es verdadero y lo falso dejarlo ir. Debido a la sensibilidad de este viaje, creo que es esencial trabajar con un terapeuta calificado que tenga el conocimiento, la pericia y la experiencia para ayudarlos y guiarlos a través de su proceso de descubrimiento, especialmente si hay un historial de abuso o explotación sexual. Contar con apoyo es siempre algo bueno.

Este viaje requiere valor, curiosidad y reflexión. Se trata de una exploración completa de sus primeros descubrimientos y experiencias en torno a su sexualidad. Es el camino de crecimiento y desarrollo en el aprendizaje sobre lo que se siente ser un hombre o una mujer.

- ¿Cuáles eran las expectativas sobre usted como una niña o un niño? ¿Hubo distinción de roles en su educación?
- ¿Fue tratado de manera diferente? y si es así, ¿cuáles fueron esas diferencias?

- ¿Fueron expresadas abiertamente o fueron sutiles pero nunca verbalizadas?
- ¿Qué le enseño su padre acerca de ser un niño o una niña? ¿Qué fue lo que en realidad dijo o lo que implicaba?
- ¿Cómo trataba a su madre?
- ¿Se le permitía más libertad si era un chico que si era una chica?
- Si es así ¿Qué mensaje que recibe sobre su poder?
- ¿Qué efecto tuvo sobre su punto de vista del otro sexo?
- ¿Qué le enseño su madre sobre ser una mujer o un hombre?
- ¿Qué hizo ella como modelo respeto a su feminidad? ¿Ella se trató a sí misma con respeto?
- ¿Ella insistió ser tratada con respeto por otros?
- ¿Cómo llegó a tratar a su padre y los hombres de su vida?
- ¿Qué le enseño su comportamiento hacia ellos en cuanto a ser una mujer o cómo tratar a una mujer?

Así que gran parte de cómo nos vemos a nosotros mismos como hombre o mujer lo aprendimos de nuestras familias. Es importante realizar un buen examen de esos días. Esta es la base de nuestro desarrollo sexual y las actitudes hacia nuestra sexualidad. Es el conocimiento básico necesario para entender nuestras creencias. Y es la única manera de conectarnos con nuestra verdadera elección y nuestra verdadera sexualidad. Incluso si ustedes tienen poco o nada de los recuerdos de su desarrollo sexual es posible revisar y adquirir conocimientos. Sean curiosos. Esto puede ser una verdadera aventura y recuerden que no es un viaje para los débiles de corazón.

Los invito a comenzar un diario. Es una excelente forma de explorar el pasado para que puedan proteger su futuro. Una vez más, este es un viaje para los que tienen valor y dejan que el valor y la curiosidad les sirvan de guía en su camino.

¡Reclame su derecho de nacimiento!

Capítulo 7: Introducción a Los Ejercicios De Auto-Descubrimiento Del Ser Sensual Y Seductor

Estos ejercicios son un gran comienzo para su viaje. Sean amables con ustedes mismo y su cuerpo. No se apresuren, tómense el tiempo para permitir que su cuerpo responda y les de la información necesaria para una conexión profunda y saludable.

Su Exploración Personal

Ejercicio 1: Siéntese en silencio en su lugar favorito y respire suavemente

Observe su cuerpo. ¿Dónde se siente más fuerte? ¿Dónde siente tensión? Observe. ¿Dónde se siente relajado? Sea curioso con su cuerpo. Observe sin juicio y siga respirando suavemente.

Explore su cuerpo, sintiendo el ritmo de su respiración, sintiendo las sensaciones. ¿Qué está oliendo? Recuerde su fragancia favorita. ¿Es el olor del café recién hecho o el olor del mar o el aire después de una lluvia de verano?

- ¿Qué está viendo (si sus ojos están abiertos)?
- ¿Qué colores?
- ¿Qué colores ve incluso si sus ojos están cerrados?
- Recuerde su sitio favorito. ¿Es una puesta de sol o la belleza de su flor favorita?

¿Cuál es el sabor? Recuerde el sabor de su comida favorita, el primer bocado de una manzana recién cortada, o el sabor de su helado favorito. Observe lo que ocurre en su cuerpo cuando usted recuerda esos sabores.

- ¿Ahora ponga atención a lo que está escuchando?
- ¿Puede oír su respiración?
- ¿Cuáles son los sonidos a su alrededor?
- ¿O está en silencio?
- ¿Cuál es el sonido del silencio para usted?
- Recuerde su sonido favorito. ¿Es el sonido de niños riendo? ¿Es el sonido de las olas rompiendo contra la costa? ¿Es la sinfonía o el aria de la ópera Observe su cuerpo como usted lo recuerda.

¿Qué estás notando en su piel? ¿Siente la calidez o frialdad del aire? Recuerde su textura favorita. ¿Son las suaves sabanas de algodón? ¿O los sedosos pétalos de las flores? ¿Qué se siente agradable y desagradable al tacto? ¿Prefiere un baño tibio de burbujas a una ducha de agua caliente?

Observe cómo se siente su cuerpo a medida que trabaja a través de estas diferentes sensaciones. Sea consciente de lo que nutre a su cuerpo y sus sensaciones. Esta es una gran forma de comenzar su viaje sensual.

En un principio permítase al menos 10 minutos para hacer esto. Usted puede tomar más tiempo cuando se sienta más cómodo. Asegúrese de escribir en su diario sobre su experiencia.

Ejercicio 2: Tocar

La piel es el órgano más grande del cuerpo. Es muy sensible y puede darnos gran placer. Es a la vez una barrera y el órgano de contacto con el mundo exterior. Mientras más sensible sea la conexión que tenemos con nuestra piel, más placer podremos disfrutar.

Reúna algunos aceites aromáticos, un pañuelo de seda, una flor recién cortada o pétalos de flores y una pluma de ave o cualquier cosa que le guste tocar. Luego acuéstese desnudo sobre su cama aplíquese los aceites en la piel. Comience lenta y suavemente, prestando atención a sus sensaciones

¿En qué partes de su cuerpo le gusta ser tocado?
¿En qué partes no?
¿En qué partes quiere un toque más suave?
¿En qué partes quiere un toque más firme?
¿En qué partes comienza a sentirse excitado?
¿En cuáles no?

Preste atención a las sensaciones que surgen cuando utiliza la pluma, o la flor, o el pañuelo de seda. Sea muy amable consigo mismo en este ejercicio si en algún momento se empieza a sentir incómodo haga una pausa. Esto puede ser una señal de que es necesario buscar ayuda externa. Esta es una muy buena manera de explorar y encontrar sus zonas erógenas. ¿Es usted consciente de los suyos? Este ejercicio le ayudará a descubrirlos o recuperarlos.

Esperen 20 minutos para empezar y luego más a medida que se acostumbren a ella. Escriban en su diario acerca de su experiencia.

Su Experiencia En Pareja

Si ustedes tienen pareja y ellos han aceptado su invitación a unirse a usted aquí tienen tres ejercicios para parejas. Pueden parecer similares a los ejercicios para su experiencia personal, pero una pareja siempre es mejor. Decidan quién va a ir primero. Sea quien sea será persona A. El otro será persona B.

Estos ejercicios son por invitación solamente y deben cesar de inmediato si cualquiera de los dos se siente incómodo. Estos no deben ser exploraciones pruebas de resistencia seguras. Están diseñados para crear conciencia y estímulo para la sensación más placentera y sensualidad. Son solo para ese propósito.

Ejercicio 1: Ejercicio De La Sensación De La Mano

Sentados tranquilamente con su pareja cierren los ojos y respiren suavemente. Observen su cuerpo y permítanse entrar en un estado relajado. Abran los ojos y conéctense con su pareja. Primero persona A tomara una de sus manos y con uno o dos dedos comenzará a explorar lenta y suavemente la mano de su pareja para darse cuenta de cómo se siente al tacto la piel de persona B. Noten si hay diferencias en las sensaciones en diferentes partes de la mano. Después de unos minutos de esto persona A, cambia su atención a lo que su dedo hace mientras se mueve a través de la piel de persona B. Nuevamente noten si hay diferencias.

Durante este tiempo persona B se está dando cuenta de cómo su mano se siente siendo tocaba lenta y suavemente.

- ¿Qué sucede para él/su pareja cuando persona A se mueve a diferentes partes?

- ¿Se siente cómodo?
- ¿Le gustaría más o menos presión a persona B?
- ¿Cómo se siente persona B sobre de pedir eso?
- Si persona B lo hace, ¿cómo responde su pareja?

Este es un gran ejercicio para detectar y compartir lo que está sucediendo durante el contacto. Es una excelente forma de aprender más acerca de su propia sensualidad y su pareja. Después de 5 minutos los roles se invierten. Compartan su experiencia en cada rol. ¿Cuál les gusta más y por qué Escuchen con atención la experiencia de su pareja.

Escriban en su diario sus descubrimientos.

Ejercicio 2: Moverse Juntos

Creen una lista de reproducción de diferentes géneros de música con cada canción de no más de un minuto y medio de largo. Asegúrense de que tienen suficiente espacio para moverse y permítanse 30 minutos para este ejercicio.

Persona A empieza y cierra sus ojos y comienza a permitir que su cuerpo se mueva al ritmo de la música, notando los cambios sutiles mientras la música va cambiando de género en género.

¿Qué música se siente sensual? ¿Qué música se siente seductora? ¿Cómo se siente al saber que su pareja le está observando? Permita que su cuerpo realmente exprese la música. Después de varias canciones abra los ojos. Tenga en cuenta si esto cambia sus sensaciones.

Persona B observa que y movimientos de persona A le causan excitación.
Compartan su experiencia y cambien los roles.

Después de que ambos hayan bailado para el otro muévanse al ritmo de la música juntos, con los ojos cerrados y luego abiertos. Observen su cuerpo y su respuesta.

Compartan su experiencia.

Escriban su experiencia en su diario.

Ejercicio 3: Comparta Sus Fantasías Románticas Con Su Pareja

Al menos una vez al mes tómense el tiempo para desarrollar una velada donde el ambiente sea compatible con la fantasía de uno de ustedes. Alternen por meses.

Capítulo 8: Y Vamos A Continuar

La sexualidad sensual está en nuestra esencia y nuestro ADN. Como dije anteriormente, es nuestro derecho de nacimiento. Cuando nos deshacemos de las influencias que ya no funcionan, que fueron transmitidas de nuestras familias, impuesta por nuestra cultura o asumidas durante nuestras experiencias, seremos recompensados por nuestro verdadero ser sexualmente saludable. Se abarcarán múltiples facetas y como un diamante bien cortado brillarán y reflejarán al mundo el esplendor de lo que son. Vamos a sentirlo, vamos a abrazarlo y vamos a disfrutar del lujo del mismo.

Si tienen el valor y la voluntad de emprender este viaje de cuidado y descubrimiento de la esencia, serán definitivamente recompensados de una manera que podría ser considerada inimaginable hoy en día.

Los animo a responder a las preguntas, observar, escuchar y nutrir su cuerpo y mantener un diario de su viaje. Les deseo una exploración vivaz,

honrosa y aventurera, y una enriquecedora,
sensual y seductora conexión con su sexualidad.

Paulette Tomasson

Y hay más por venir ;)